NIEBLA

CEREBRAL

Por

SABAT BEATTO

a

Sidewalk Publisher, Inc.

1348 Elder Ave.

Bronx NY 10472

Correo electrónico: sabeatto@gmail.com:

Sitio web: www.sabatbeatto.com

b

Índice

Alergias a los alimentos

La era de la información

El exceso de trabajo

Sobrecarga

Consumo de Trigo

Menopausia / Embarazo

La depresión o el trastorno

bipolar

El exceso de estrés

Medicamentos

Tratamiento del cáncer

e

f

g

Introducción

La mayoría de nosotros sabe lo que se siente al estar en la cúspide de nuestro juego, físico, emocional y mentalmente. Nuestra mente está clara, hacemos todo lo que tenemos que hacer, y la vida fluye como debiera fluir, pero al otro día te despiertas y todo cambia de repente.

De repente, no somos tan productivos; nos vamos quedando atrás y arrastrándonos a través del día o días sin la capacidad de concentrarnos.

El estrés es una parte de la vida de todos. Uno de los síntomas más comunes de un exceso de estrés es lo que se conoce como "niebla cerebral", también conocida como "la obnubilación mental."

Entonces, ¿cómo sabe que tiene dificultades para pensar y no algún otro estado y qué se puede hacer para contrarrestar los efectos de este trastorno? Eso es lo que pronto se dará cuenta mediante la lectura de este informe.

¿Qué es la niebla cerebral?

El cerebro es uno de los rincones más misteriosos del cuerpo y con todo lo que sabe la ciencia acerca de este órgano extraordinario, todavía se sabe muy poco.

Niebla cerebral simplemente se puede definir como cuando no está tan alerta.

Además de "la obnubilación mental," niebla cerebral también se refiere a veces como "fatiga del cerebro."

Se trata de tener un episodio de confusión mental que puede ser leve, moderado o severo. Niebla cerebral a menudo aparece sin previo aviso, y se experimenta como tener mala memoria, falta de concentración, y una disminución en la aptitud mental.

Niebla cerebral no suele ser un diagnóstico primario y con frecuencia se debe a algo más que está sucediendo en el cuerpo. Si estas causas subyacentes no son identificadas y tratadas adecuadamente, niebla cerebral puede afectar a muchas áreas de su vida, incluyendo su vida personal y su vida laboral.

Aunque la mayoría de los casos de la niebla cerebral no son graves, algunos pueden ser más graves que otros, lo que exige una intervención para asegurarse de que la niebla cerebral no se convierta en permanente.

Como se mencionó, la niebla cerebral también se conoce como "enturbiamiento de la consciencia." Este es un trastorno real que puede ser identificado y tratado, de acuerdo con el Manual de diagnóstico y estadístico de los trastornos mentales

(DSM). Se solía agrupar bajo el diagnóstico de "delirio" pero las versiones más recientes del DSM, el DSM-III-R, y el DSM IV, han cesado, ahora lo llaman "obnubilación de la conciencia" y también se refieren como "perturbación de la conciencia ".

Esto es sólo semántica, sin embargo, ya que ambas formas de identificar la niebla cerebral es esencialmente la misma cosa. Es una condición que no es tan grave como el delirio, pero todavía provoca síntomas reales que necesitan ser identificadas y tratadas con el fin de mejorar los síntomas.

Otro término usado a veces para identificar la niebla del cerebro es "delirio subsyndromal", que es el delirio de que es menos grave que los casos normales de delirio.

Niebla cerebral es menos grave que delirio normal y carece de la aparición aguda y la longitud de tiempo como se ve en el delirio normal. Los pacientes con dificultades para pensar con frecuencia tienen un ciclo normal de sueño-vigilia y no tienen alteraciones motoras anormales que se observan en el delirio típico.

Los síntomas más comunes de la niebla cerebral son las dificultades del lenguaje, dificultades en la comprensión de las cosas, anormalidades en los procesos de pensamiento, y la falta de atención.

Estos síntomas suelen ser menos graves si se compara con el delirio en toda regla. A pesar de que los síntomas son menos severos que el delirio normal, que todavía requieren una evaluación exhaustiva y el tratamiento de los trastornos subyacentes que causan la niebla cerebral.

No hay ninguna prueba de la niebla cerebral. El diagnóstico de la niebla cerebral depende de los síntomas subjetivos, como se identifica por el médico de cabecera del paciente. De acuerdo con el DSM IV TR, la niebla cerebral debe ser diagnosticada y tratada en la categoría DSM conocido como "trastorno cognitivo no especificado de otra manera."

Niebla cerebral implica tener parte del cerebro que es menos consciente del medio ambiente, menos consciente de uno mismo, y una disminución del nivel de conciencia.

Tenga en cuenta que la niebla del cerebro ocasional, como la experimentada por el estrés, exceso de trabajo, la fatiga y la falta de sueño que puede afectar de forma intermitente y periódica, al no ser un diagnóstico formal, sino algo que se puede tratar simplemente cambiando los hábitos de estilo de vida y tomando un mejor cuidado de sí mismo. Por supuesto, usted siempre debe consultar a su médico para cualquier problema médico que está teniendo.

Como verá, hay muchas causas de la niebla cerebral que afectan el nivel de conciencia de una persona. A pesar de que el nivel de conciencia se ve afectada, el paciente con la niebla cerebral puede o no producir somnolencia. Es posible estar completamente despierto y todavía sufren de la niebla cerebral.

A menudo, la niebla cerebral no es sólo un solo diagnóstico, sino que representa un conjunto de síntomas que suelen ser causado por algo más que está sucediendo en el cuerpo que se traduce en un bloque de claridad mental.

Signos y síntomas de la niebla cerebral

Las personas con dificultades para pensar a menudo sienten una sensación de neblina o bruma. Algunos pueden sentirse un poco "espaciados" sensación como si estuvieran en un sueño.

Los síntomas típicos vistos en la niebla cerebral incluyen olvido y dificultad con la concentración.

Si la niebla cerebral es persistente, puede experimentar los síntomas siguientes:

- **Al ser incapaz de procesar la información rápidamente**
- **Hablando con un tartamudeo o tartamudear al hablar**
- **Tener una mala memoria, la memoria a corto plazo, sobre todo**
- **Ser incapaz de concentrarse en tareas, incluyendo la conocida y desconocida.** ¿Alguna vez ha tratado de hacer algo y tiene problemas para concentrarse en la tarea a mano? ¿Ha tratado de leer un libro sólo para que otros pensamientos entren en tu mente o experimentado la incapacidad

para concentrarse o comprender incluso una simple frase? ¿Alguna vez ha mirado a una persona que está hablando con usted y realmente no puede oírlo, porque su mente se aleja de lo que está diciendo? Estos son algunos de los síntomas de la niebla cerebral. La falta de concentración puede realmente afectar su calidad de vida, el trabajo y la productividad.

- **El olvido es otra señal de niebla cerebral.** Hay algunas cosas que podemos olvidar durante cualquier día dado. Nos olvidamos dónde dejamos las llaves, o nuestra cartera. Podemos olvidar las palabras o que se pretende hacer. La mayoría de las veces podemos atribuir nuestro olvido a sucesos aleatorios como en nuestras vidas, causadas por muchas cosas diferentes, pero a veces es la niebla cerebral.

- **Al sentirse confundido o aturdido, incluso cuando usted ha tenido suficiente descanso.** Esto puede manifestarse como estar en una situación familiar, como sentirse confundido acerca de qué hacer, decir o pensar. Usted sabe cuándo se puede solucionar cualquier problema y seguir adelante, pero, de repente, su cerebro no está funcionando con la misma claridad que lo que solía y uno se siente confundido, y estar pensando de una manera confusa. Esta es una parte de la niebla cerebral.

- **La falta de motivación puede ser otra consecuencia de la niebla cerebral.** Es posible amar a hacer algo, pero por alguna razón no se puede encontrar la motivación para hacerlo. Es posible que haya encontrado la motivación de ayer y la semana anterior, pero en este día, se pierde. La falta de motivación puede muy bien ser una señal de niebla cerebral.

Niebla cerebral es una condición donde se siente la falta de concentración. Usted puede sentir que usted es incapaz de pensar con claridad. Cuando esto sucede, se trata de su cerebro que le da una señal crucial que su vida no es equilibrada y se siente como si algo está pasando que debe ser abordado.

Es similar a tener una sensación de que se le ha olvidado algo, pero es exactamente lo que se le ha olvidado que no puede ser identificado.

Niebla cerebral es relativamente común, pero no se considera un fenómeno normal. Cuando se tiene la sensación de estar fuera de foco, tienen una incapacidad para pensar y sentir, esta es la niebla cerebral. Puede ocurrir periódicamente o puede ser algo que suceda todos los días.

Tres tipos de niebla cerebral

- Niebla cerebral relacionadas al estilo de vida
- de niebla cerebral como resultado de una condición médica
- niebla cerebral como resultado de un medicamento

Cada uno de estos tipos de niebla cerebral requieren un poco de excavación para ver qué tipo de niebla cerebral tiene, por lo que la condición subyacente puede ser identificada y tratada adecuadamente.

Esto es por lo que debe consultar a su médico si usted siente que está sufriendo de la niebla cerebral. Su médico puede ayudar a resolver las diversas causas de la niebla cerebral para que pueda comenzar a sentirse mejor.

Si experimenta todos o algunos de estos signos y síntomas, entonces es probable que esté sufriendo de la niebla cerebral.

Hay esperanza, ya que hay cosas que puede hacer para ayudar a esta condición y obtener su claridad.

Sin embargo, antes de que la solución

se puede aprender, es importante

tener en cuenta algunas de las cosas

que lo causan.

Las causas de la niebla cerebral

Como se ha mencionado, hay muchas causas de la niebla cerebral. Algunas de estas causas son completamente tratables, mientras que otros no son tan fáciles de tratar, aquí están algunas de las causas típicas de la niebla cerebral.

Comer los alimentos equivocados

Si usted está experimentando dificultades para pensar, debe mirar primero su dieta para ver si está comiendo algo que está causando sus síntomas. Ciertos alimentos predisponen a una persona a sufrir de la niebla cerebral y evitar estos alimentos para mejorar en gran medida sus síntomas.

Comer demasiado azúcar

Cuando usted está consumiendo demasiados alimentos y alimentos con alto contenido de fructosa de jarabe de maíz altamente procesados, que tienden a tener fluctuaciones en el nivel de azúcar en la sangre que pueden conducir a la confusión mental.

Estos alimentos causan un aumento repentino en los niveles de glucosa en la sangre que luego se traduce en un "choque", en el que el nivel de azúcar en sangre es demasiado bajo. Esta disminución de azúcar en la sangre puede contribuir a la niebla cerebral. Los niveles bajos de glucosa en el cerebro conducen a los síntomas de la niebla cerebral, incluyendo fatiga, irritabilidad, alteración del juicio, cambios de humor, y confusión.

Sí, usted puede seguir funcionando mientras se come una gran cantidad de azúcar, pero usted no será capaz de funcionar en su mejor momento, la baja que se obtiene después de un alto nivel de azúcar es sólo un pequeño ejemplo de la niebla del cerebro.

A pesar de los daños causados por el azúcar no se puede sentir inmediatamente, el cambio en el tiempo que resulta de abuso de azúcar no es bueno. Este abuso puede resultar en el aumento de los riesgos para la enfermedad crónica más tarde en la vida, y la epidemia de la diabetes tipo 2 en los Estados Unidos sin duda refleja este hecho. Evitar o limitar en gran medida el azúcar puede disminuir los síntomas de la niebla cerebral.

Dietas bajas en grasas

Las dietas bajas grasas se han vuelto cada vez más popular a pesar de que a menudo hacen que una persona sufra de niebla cerebral. El cerebro es un 60 por ciento en peso de grasas y necesita la cantidad adecuada de grasas saludables todos los días con el fin de funcionar.

Comer una dieta baja en grasas no solo puede causar la pérdida de peso, sino que también priva a su cerebro de las grasas que necesita para funcionar correctamente. En lugar de la ingestión de grasas en la dieta, el cerebro comienza a digerir sus propias grasas, dando como resultado los síntomas típicos de la niebla cerebral. El usuario no puede estar haciendo los neurotransmisores necesarios para la función apropiada del cerebro si come una dieta baja en grasas.

A pesar de que el cerebro usa la glucosa como su principal fuente de combustible, también utiliza las grasas con el fin de ayudar a la función cerebral a su máxima capacidad. Es necesario comer las grasas de los alimentos saludables, tales como huevos, salmón salvaje, carnes alimentadas con pasto, aguacates, aceite de oliva, aceite de coco y nueces. Evitar el aceite de canola, aceite de cártamo, y aceite de girasol, que contiene una alta concentración de ácidos grasos omega 6, que hacen que su cerebro se inflame. Este exceso de inflamación es considerado por algunos médicos a ser la razón subyacente por qué algunas personas sufren de la niebla cerebral.

No es peligroso para el cerebro comer colesterol tampoco. Su cerebro es alto en colesterol de manera que, si se restringe el colesterol en la dieta, usted puede sufrir de niebla cerebral, depresión, ideación suicida, y ciertos tipos de demencia. Esto puede significar que una dieta baja en grasas y colesterol puede estar dañando su cerebro.

Alergias a los Alimentos

Usted puede sufrir de niebla cerebral si usted tiene una alergia alimentaria o una sensibilidad a un alimento en particular. Si usted es como la típica persona estadounidense, que consume 2/3 de sus calorías de los productos de soja, alimentos relacionados con maíz, y los alimentos que contienen trigo. Estos son los alimentos que causan muchas alergias.

Si usted es alérgico, su niebla cerebral puede ser derivada de una alergia a la intolerancia a los alimentos, intente cortar estos alimentos de su dieta durante un par de semanas para ver

si se siente mejor.

La era de la información

Es fácil obtener la niebla cerebral como resultado de nuestra recién descubierta obsesión con aparatos electrónicos. Navegar por Internet, jugar juegos de vídeo, navegar constantemente en los medios sociales, o mirar a nuestros teléfonos inteligentes durante horas puede conducir a la confusión mental.

Su mente, su cerebro se puede fatigar por el exceso de información y la estimulación digital. Nadie está diciendo que no utilice aparatos electrónicos, que son una maravilla, pero la moderación es la clave de todo.

El exceso de trabajo

A veces, la niebla cerebral se produce simplemente cuando tiene exceso de trabajo y la mente necesita un descanso, ya que ya no puede seguir adelante.

El consumo de trigo

Como se mencionó, los alimentos que contienen trigo pueden conducir a la niebla cerebral. La intolerancia al trigo se denomina enfermedad celíaca. Esta es una enfermedad autoinmune que se desencadena por el gluten que se encuentran en los productos de trigo, así como cebada y alimentos a base de centeno.

Al evitar estos alimentos, es posible disminuir su niebla cerebral, incluso si usted no sufre de la enfermedad celíaca técnicamente como la sensibilidad al trigo puede dar lugar a dificultades para pensar.

Menopausia / Embarazo

Los cambios en las hormonas que se producen en todo el tiempo que va a la menopausia pueden contribuir a la niebla cerebral. Este tipo de niebla cerebral no suele ocurrir hasta que esté en la mediana edad y comienza a tener reducciones en el nivel de las hormonas producidas por los ovarios, como el estrógeno y la progesterona. Esta falta de hormonas femeninas normales es quizás la principal causa de la niebla cerebral en las mujeres que están a punto o que están en la menopausia. La niebla cerebral en la menopausia es generalmente el resultado de un defecto en su memoria de trabajo, que es la memoria que se basa en añadir números y recordar listas de cosas.

Las hormonas femeninas ayudan a dar forma al cerebro de manera que, cuando los niveles de estas hormonas fluctúan, es natural tener fluctuaciones de cognición en el cerebro y un aumento de la niebla cerebral.

Síntomas de niebla cerebral también pueden ser una parte del embarazo, que es otro momento en la vida de una mujer cuando las hormonas no están funcionando normalmente. En el embarazo, es la memoria espacial, que es sobre todo la causa de la niebla cerebral. La memoria espacial es el tipo de memoria que necesita recordar dónde ha dejado las cosas o recordar las tareas que tiene que hacer.

Depresión o trastorno bipolar

Los cambios en los neurotransmisores en la depresión o el trastorno bipolar pueden contribuir a la niebla cerebral. Los investigadores han encontrado que las personas con estos trastornos se pueden ver en los escáneres cerebrales. En un estudio hecho a mujeres con depresión, encontraron que las que sufren este trastorno tienen peor comportamiento en comparación con las mujeres que no tienen depresión.

Las mujeres con depresión o trastorno bipolar tienen disfunciones en el cerebro que son responsables de la memoria y la cognición. Puede haber una reducción o elevación de neurotransmisores que hace que el cerebro trabaje de una manera diferente por lo que la persona sufre de niebla cerebral.

El exceso de estrés

El estrés puede contribuir a la niebla cerebral. De hecho, la preocupación puede realmente retroalimentarse en el cerebro, causando aún más el estrés y la niebla cerebral, empeorado en un ciclo sin fin. El estrés causa un deterioro en su rendimiento físico y mental.

Puede ayudar a disminuir su niebla cerebral mediante el reconocimiento de esas cosas que contribuyen al estrés en su vida y evitar esas cosas en el futuro. Si el estrés se vuelve inmanejable por su cuenta, puede ver a un terapeuta que le ayudará a

superar su estrés.

Medicamentos

Hay muchos medicamentos que pueden contribuir a la niebla cerebral. Cuantos más medicamentos tome, mayor es su probabilidad de desarrollar la niebla cerebral. Medicamentos para la presión arterial alta, medicamentos para la incontinencia, y algunos tipos de antibióticos pueden resultar en la niebla cerebral.

Analgésicos, medicamentos para la alergia, y los antidepresivos también pueden dar lugar a la confusión mental. Si usted cree que un medicamento está causando su niebla cerebral, busque el consejo de su médico con el fin de encontrar una alternativa que no contribuye a sus síntomas.

El cáncer Tratamiento

Las personas que se someten a quimioterapia para el cáncer también pueden sufrir de niebla cerebral. En tales casos, se conoce como "quimio-cerebro." Los síntomas de quimio cerebro incluyen tener una dificultad en la formación de las palabras, la desorganización, dificultad para concentrarse y problemas de olvidar las cosas.

Puede contrarrestar la niebla cerebral de la quimioterapia comiendo un montón de alimentos nutritivos que pueden alimentar su cerebro a medida que avanza a través de esta parte necesaria del tratamiento del cáncer.

También puede hacer listas de las cosas para recordarlas y utilizar notas adhesivas en lugares que usted cree que se le olvidan las cosas. Afortunadamente, la mayoría de las personas que sufren de la niebla cerebral cuando toman quimioterapia, solo unos pocos, la niebla cerebral puede durarle hasta cinco años después de recibir quimioterapia.

Usted tiene un problema médico subyacentes

Ciertas condiciones médicas pueden dar lugar a la confusión mental. Estos incluyen enfermedades neurológicas, lupus, esclerosis múltiple, fibromialgia, y otras enfermedades autoinmunes.

Si usted siente que está sufriendo de un desorden médico que está causando su niebla cerebral, necesita ver a su médico para una evaluación exhaustiva de lo que podría ser subyacente de los síntomas de la niebla cerebral.

Síndrome de fatiga crónica

Las personas con síndrome de fatiga crónica a menudo sufren de la niebla cerebral. Nadie sabe exactamente cómo el síndrome de fatiga crónica contribuye a la niebla cerebral, pero los investigadores han descubierto cambios fundamentales en los cerebros de los que sufren de la niebla cerebral. Estos cambios en el cerebro pueden ser parte de la niebla cerebral subyacente que está experimentando.

Si usted siente la confusión mental y la fatiga, al mismo tiempo, consulte a su médico acerca de qué cosas puede hacer para contrarrestar los efectos de la fatiga crónica.

Síndrome de fatiga crónica causa una reducción en las citoquinas en el cerebro. Hay receptores en el cerebro que se unen a las citoquinas, por lo que una falta de estas citocinas pueden ser la razón por que los enfermos de fatiga crónica están experimentando fatiga del cerebro.

La falta de sueño

No hay nada que mantendrá su mente de ser clara y productiva más que la falta de sueño. Es necesario el sueño con el fin de regenerar su cerebro para el día siguiente.

Muchos estudios han encontrado que la falta de sueño interfiere con el funcionamiento normal del cerebro y tiene varios efectos reales y perjudiciales y por lo que es definitivamente un vínculo entre la niebla del cerebro y no dormir lo suficiente.

Cuando el sueño se interrumpe o si no duerme lo suficiente, puede sufrir fácilmente de la niebla cerebral, sobre todo en las mañanas.

La cafeína puede contrarrestar esta causa de la niebla cerebral, pero no funciona en todo el mundo con la niebla cerebral relacionada con el sueño.

De la diabetes

Las fluctuaciones en los niveles de glucosa en la sangre son típico de la diabetes. Estas fluctuaciones pueden conducir a la confusión mental. Mantener los niveles de azúcar en la sangre lo más estable posible es una manera de evitar la niebla cerebral asociada con la diabetes.

Estas son algunas de las causas de la niebla cerebral que se sabe, ahora vamos a ver algunas de las cosas que puede hacer para desintoxicación de su cerebro de niebla cerebral.

20 maneras de desintoxicación de niebla cerebral

Algunas maneras de contrarrestar la niebla cerebral son las siguientes:

1. obtener suficiente sueño cada noche

Trate de conseguir por lo menos 8 horas de sueño por la noche que no esté interrumpido por frecuentes despertares nocturnos. Esto puede regenerar su cerebro, al igual que recargar una batería, por lo que son nítidas cuando se despierta por la

mañana.

2. Evitar el medicamento que está causando Niebla Cerebral

¿Que necesita para pensar acerca de
la posibilidad de que los
medicamentos están detrás de su
sufrimiento de la niebla cerebral?
Hable con su médico acerca de
cambiar los medicamentos a los que
son menos propensos a causar
dificultades para pensar.

3. Beber al menos 1,5 litros de agua diario

Beber agua potable todos los días es uno de los hábitos más útiles para la limpieza de la niebla cerebral. ¿Quieres beber al menos 1,5 litros de agua corriente, preferentemente filtrada, además de todos sus tés, cafés y otros líquidos? Usted puede agregar limón o lima, pero eso es todo. Una niebla es un bloque y el agua promueve el flujo y ayuda a eliminar toxinas del cuerpo.

Su cuerpo utiliza agua para hidratarse, a sí mismo realizar muchas de funciones. Con el fin de que funcione al máximo rendimiento, es necesario beber suficiente agua para apoyar todas sus funciones.

4. Deje de fumar y reduzca la bebida de alcohol

Tanto el alcohol y el tabaquismo están relacionados con la presencia de radicales libres de oxígeno en el cerebro que puede matar a las células del cerebro y puede causar dificultades para pensar. En lugar de beber o fumar, trate de tomar tantos antioxidantes como sea posible. Estos lucharan contra los radicales libres de oxígeno por lo que no tendrá tanta

propensión a tener dificultades para
pensar.

5. Comer más sano

Una dieta con alto contenido en
ácidos grasos omega 3, omega 6 y
ácidos grasos omega 9, vitaminas del
complejo B, magnesio y ayudará a
disminuir el número de episodios de
niebla cerebral que experimenta.

6. Eliminar los conservantes en su dieta

Si el alimento está en una caja o una bolsa y tiene una lista de ingredientes, es probable que tenga conservantes en ella. Una buena manera de controlar la niebla cerebral es asumiendo el control de su vida y eliminar la comida chatarra y alimentos procesados y comer limpio. Comer alimentos integrales reales, como las verduras frescas, frutas, proteínas y granos enteros a lo dispuesto por la naturaleza.

7. Coma granos enteros, nueces y proteínas magras para la energía

No comer alimentos con conservantes en caja, lo que debe

comer es alimento con granos enteros como la avena, lino, salvado, y otros granos son excelentes opciones. El arroz salvaje y marrón son también grandes granos.

Hacer un excelente aperitivo, o incluso se puede tener frutos secos como su proteína en una comida rociándolas en sus ensaladas. Proteínas magras como pescado, pavo, pollo y frijoles son una excelente fuente de energía y puede ayudar a que la niebla cerebral desaparezca de su vida.

8. Coma alimentos orgánicos

Los alimentos orgánicos no tienen pesticidas y no son modificado genéticamente. Productos químicos en los alimentos pueden acumular toxinas en su cuerpo. Comer orgánico es ayudar a eliminar toda toxina y asegurarse de que se están ejecutando en la energía más limpia que pueda encontrar. Esta energía pura ayuda a reducir la niebla cerebral.

9. Aumentar la ingesta de antioxidantes

Los antioxidantes disminuyen el número de radicales libres de oxígeno en el cerebro que en última instancia puede causar dificultades para pensar. Hay muchos antioxidantes en las frutas y verduras.

10. Reducir el azúcar a 30 gramos o menos por día

Los expertos recomiendan que los adultos pueden consumir no más de 30 gramos de azúcar al día, lo que equivale a unas 8 cucharaditas. Esto incluye cualquier azúcar que se produce de forma natural en alimentos como las zanahorias y frutas.

Sí, eso es todo el azúcar que debe tener, y preferiblemente incluso menos que eso. Por desgracia, la población en general consume mucho más que eso, y ahí está el problema de las epidemias generalizadas como la diabetes y las apariciones de la niebla cerebral, obesidad y diabetes tipo 2.

Además de todos los otros beneficios significativos de la reducción de la ingesta de azúcar, su mente clara será gracias a cuando se corte por completo su consumo de azúcar.

10. Disminuir estrés

El estrés es una causa importante de la niebla cerebral, así que cualquier cosa que puede hacer para disminuir el nivel de estrés en su mente y el cuerpo puede disminuir el riesgo de niebla cerebral. Puede hacer más ejercicio o practicar técnicas de relajación con el fin de disminuir las probabilidades de tener dificultades para pensar inducida por el estrés. Yoga, meditación, tai chi, qigong y otros ejercicios mente-cuerpo que reducen eficazmente el estrés.

11. Tomar siestas

Una siesta es un período corto de sueño, por lo general unos 10 minutos. Las siestas son herramientas poderosas para reiniciar la mente, refrescar, y recuperar energías. La razón para el corto período de tiempo es que no quiere entrar en el sueño REM, la parte más profunda de un ciclo de sueño. Si toma una siesta demasiado tiempo y entra en REM se le despierta aturdido, pero una breve siesta alimenta su cerebro como un salto de inicio a una batería de coche muerto.

12. El ejercicio regular

Actividad física regular promueve la circulación de la sangre para mantener la niebla cerebral a distancia. Puede escoger cualquier actividad que le guste hacer y hacerlo durante veinte minutos por lo menos 5 días a la semana.

Se puede nadar, caminar, correr, bicicleta, o incluso bailar, con tal de que la sangre está bombeando y su ritmo cardíaco se eleve.

13. Tome un paseo

Conseguir un poco de aire fresco realmente puede ayudar a pensar con claridad, disminuir la niebla cerebral, y tener una perspectiva de la vida. Esto es especialmente útil en momentos de estrés, la sobrecarga de trabajo y después de un largo día de trabajo o estudio, sobre todo cuando simplemente no es posible dejar para el día.

Simplemente tomar un pequeño paseo por el barrio, a través del parque, o simplemente en el patio trasero de unos 10 a 15 minutos puede traer una nueva ola de claridad. El movimiento es una excelente desintoxicación de la niebla cerebral y caminar es una de las maneras más fáciles de mover.

14. Beber ½ taza de café

Beber una taza de café funciona si usted encuentra que tiene dificultades para pensar durante el día o durante la tarde cuando entra la fatiga de un largo día.

15. La respiración profunda

Es fácil estresarse, con trajín de trabajo, pero aprender a respirar profundo es muy eficaz para ayudar a la confusión mental clara de su mente. Coincidentemente, tiene muchas otras ventajas también.

1. Inhalar por la nariz y profundo en el diagrama para una cuenta de 4 segundos

2. Mantener esa respiración durante 7 segundos

3. y luego exhale lentamente hasta la cuenta de 8 segundos. Hacer esto

varias veces durante el día

16. Hacer algo que nunca han hecho antes

La mayoría de la gente tiene una rutina, y esto es saludable y productiva, pero a veces esta rutina puede llegar a ser demasiado monótono y causar un poco de niebla cerebral.

Es importante probar algo nuevo cada semana. Podría ser un alimento nuevo, un nuevo ejercicio, un nuevo restaurante, o un nuevo lugar para divertirse. Puede ser muy beneficioso para probar algo nuevo para estimular el crecimiento de nuevas células cerebrales y mantener la mente inquisitiva activa y clara.

17. Devolver la electrónica

Pasamos demasiado tiempo en los medios de comunicación sociales, teléfonos inteligentes, tabletas y computadoras. Dale a tu mente un descanso de la embestida de la tecnología que se ha convertido en el mundo moderno.

Hacer un esfuerzo consciente para activar la electrónica fuera a una hora determinada por la noche. No dejes que interrumpen el sueño. Buscar el equilibrio entre la electrónica y la interacción humana.

Tecnología de sustitución o medios sociales utilizan con la mediación de sólo 10 minutos al día y se encuentra una claridad increíble.

18. Estar en la naturaleza

La naturaleza es la curación, de estar fuera en el aire fresco, entre los árboles, las plantas y el césped es calmante para la mente. Calma y trae claridad. Respira profundamente y se sentirá renovado y rejuvenecido.

Pensamientos finales

La niebla cerebral puede afectar significativamente su rendimiento diario y reducir su calidad de vida. Se le puede impedir que se mueva hacia delante en su día y lograr lo que necesita. La niebla cerebral puede obstruir el trabajo, la escuela y la vida familiar.

La buena noticia es que hay cosas que puede hacer para desintoxicación de su cerebro, tener claridad y eliminar este problema de su vida. Usted puede tratar todos o sólo algunos de los métodos

74

mencionados en este libro, y encontrará la claridad.

Cada día es una oportunidad de ser mejor, hacer las cosas y continuar trabajando, pensando y prosperando.

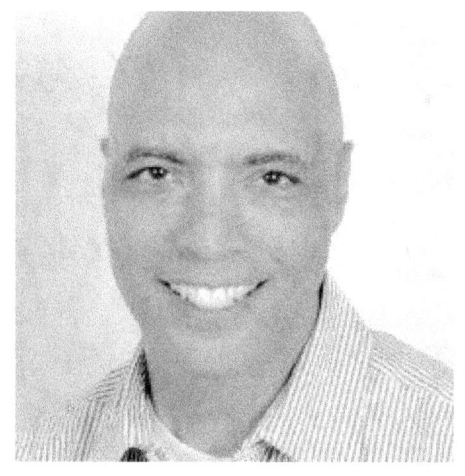

Acerca del Autor

Sabat Beatto Es

un autor popular con

más de veinte libros

para niños y adultos

en una variedad de

géneros.

Libros de Sabat

Beatto: Say it loud!

Monologues for children, How best to manage aggressive behavior in children, Lani, the blind kitten, Bachata de lujuria, Bachata of lust, Cartas para

sanar mi alma: Las

cartas que nunca

envie, Rolling

around New York,

Do you Sudoku?

Y muchos más…